DU RHINOSCLÉROME

PAR

Le Docteur **ANDRÉ CASTEX**

Ancien chef de clinique chirurgicale à l'Hôtel-Dieu
Ancien prosecteur à la Faculté
Chargé de mission scientifique en Autriche et en Allemagne
par le Ministre de l'Instruction publique et des Beaux-Arts.

PARIS
OCTAVE DOIN, ÉDITEUR
8, PLACE DE L'ODÉON, 8

1892

DU RHINOSCLÉROME

Au cours de la mission scientifique dont je viens d'être chargé par M. le Ministre de l'Instruction publique et des beaux-arts, à l'effet d'étudier l'enseignement des maladies du larynx, du nez et des oreilles, dans les Universités d'Autriche et d'Allemagne, les observations les plus intéressantes que j'ai pu recueillir ont eu pour objet plusieurs cas types de *Rhinosclérome*.

Cette affection, si rarement observée en France, se rencontre principalement dans les diverses régions de l'empire austro-hongrois. Comme la cure en est difficile, les malades qui en sont atteints se rendent de préférence dans les importantes cliniques de Vienne, où on peut en voir quelques-uns dans les services de dermatologie, chez les professeurs Kaposi, Neumann, Hébra; mais plus souvent dans les cliniques des laryngologistes, chez les professeurs Schrœtter, Stœrk, Schnitzler, Ottokar Chiari.

Cette répartition des malades est toute naturelle, car si la lésion est tégumentaire par son origine, elle se constitue particulièrement, par les troubles qu'elle entraîne, comme maladie du nez, du pharynx, du larynx, voire même de la trachée.

On connaît le tableau de l'affection : maladie parasitaire débutant en général par l'hyperplasie des revêtements cutané et muqueux du nez et de la lèvre supérieure; de là gagnant les deux fosses nasales qui s'obstruent, le voile du palais dont la luette finit par disparaître, le pharynx, le larynx qui devient le siège d'une sténose rebelle. Le mal s'arrête généralement à la trachée. La durée en est très longue.

Dans les lignes qui précèdent je n'ai voulu qu'indiquer au lecteur qui serait peu au courant du sujet l'idée sommaire qu'il faut se faire du rhinosclérome. Je tiens à me garder surtout d'une définition, particulièrement osée dans des matières qui sont imparfaitement élucidées. Les diverses notions qui s'y rapportent seront précisées dans le courant de cette étude par les observations, les figures, et par le court résumé qui le termine, sous forme de « *conclusions* ».

J'ai cru devoir publier mes observations personnelles, car il y a dans cette affection un tableau clinique et un genre de terminaison auxquels nous ne sommes pas habitués dans notre pays qui en semble préservé. Ces faits ne sont pas aussi complets que je l'aurais voulu; mais on se rend compte des conditions dans lesquelles observe un voyageur qui, malgré l'obligeance de nos confrères étrangers, n'a à sa disposition ni le long temps qu'exige l'étude prolongée d'une affection si traînante de sa nature, ni les nombreuses ressources de laboratoire. J'ai condensé autour de ces observations divers documents déjà acquis sur la question qui m'occupe. (On les trouve dans les divers recueils de laryngologie, de rhinologie et de dermatologie.) — Mon but est de présenter une étude du sujet au point où nous le possédons aujourd'hui.

I

HISTORIQUE

Longtemps l'affection a été confondue avec des lésions syphilitiques ou lupiques. En 1870, elle fut décrite par Hébra et Kaposi (1). Le mot : *rhinosclérome* est d'Hébra. Il a l'avantage d'indiquer le caractère principal de la maladie, la consistance ferme, ligneuse, des lésions (*σκληρος, dur*); mais il ne dit rien de la marche qu'elle suit dans son envahissement. Le professeur Bornhaupt a proposé l'expression : *scleroma respiratorium*, qui n'est pas généralement employée.

Après les descriptions d'Hébra et de Kaposi sont venues diverses monographies ou études de Mikulicz (2), Frisch (3), Chiari (4), Celso Pellizzari (5), Cornil (6), Cornil et Alvarez

(1) Leçons sur les mal. de la peau, t. II, p. 231.
(2) Ueber das Rhinoscl. (*Langenbeck Archiv*, t. XX, 1876).
(3) Ætiologie des Rh. (*Wiener medicinische Wochenschrift*, août 1882).
(4) Stenose des Kehlkopf und der Luftrœhre bei Rhinoscl. (*Med. Jahrbuch. der K.K. Gesellschaft der Ærtze*, 1882, Heft 2. Wien).
(5) Il Rinoscleroma. Florence 1883.
(6) Soc. Anat., 13 février 1883.

(de San Salvador) (1), Mibelli (2), Ernest Besnier (3).

Et peu à peu, considérée d'abord comme une lésion syphilitique, l'affection arrive à ressortir à la pathologie générale.

II

OBSERVATIONS PERSONNELLES

Je commence par exposer les quelques faits que j'ai pu étudier moi-même dans les diverses cliniques de Vienne.

Observation I. — C'est le cas le plus complet que j'ai pu voir, chez le Prof. Ottokar Chiari qui fait sa clinique tous les matins dans le grand amphithéâtre du Prof. Nothnagel. Il s'agissait d'une femme d'une trentaine d'années, venue de Croatie, qui depuis cinq ou six ans présentait les caractères évidents de l'affection.

La pointe du nez et la moitié attenante de la lèvre supérieure étaient prises. En ces points existait une induration profonde, rosée, plus pâle que le lupus, avec trois exulcérations au-dessous des narines. Ces ulcérations, au dire des Professeurs viennois, sont exceptionnelles. Ils insistent beaucoup sur ce caractère diagnostique dans leur enseignement ; peut-être même trop d'après les faits qu'il m'a été donné de voir. Cette notion n'est acceptable que si on veut par là mettre seulement en relief l'ulcération *relativement rare* pour le rhinosclérome en regard des tumeurs malignes de ces régions. La narine gauche était presque obturée; la droite se rétrécissait aussi, mais à un moindre degré.

L'arcade alvéolaire supérieure, dans sa partie médiane, au-dessus des dents incisives, était le siège de fongosités rougeâtres et dures. Les dents incisives et la canine droite étaient tombées depuis longtemps.

Dans l'arrière-bouche, la paroi pharyngienne postérieure et le voile du palais se montraient épaissis, durs, d'un rose

(1) Académie de Médecine 1885, et *Archives de Physiologie*, 1883 et 1886.
(2) *Giorn. ital. del. Mal. ven e della pelle*, 1888.
(3) *Bull. de la Soc. fr. de Dermatologie et Syph.*, juillet 1891, p. 326.

sale, avec des taches jaune clair par places. On n'y voyait pas d'ulcérations proprement dites. La luette avait disparu et, sur le voile, un sinus ouvert en arrière occupait sa place. Le toucher pharyngien montrait les piliers postérieurs durs et accolés immobiles contre la colonne cervicale.

Le larynx était rétréci surtout au niveau des bandes ventriculaires et des cordes vocales. Celles-ci d'un jaune grisâtre restaient fixes dans l'effort vocal. La malade n'avait plus qu'une voix faible et éraillée.

Et malgré ces graves lésions locales, l'état général se maintenait excellent.

Cette femme, très crânement, s'introduisait elle-même dans la glotte le dilatateur creux en caoutchouc durci de Schrœtter, deux fois par jour, et le gardait en place pendant environ un quart d'heure. Ce traitement maintenait en respect la stricture glottique. Mais ce n'était qu'un moyen palliatif.

Obs. II. — A la clinique du Prof. Schrœtter, dans l'hôpital général, se présente un homme d'une cinquantaine d'années, avec de belles apparences de santé générale. Le rhinosclérome a débuté par les piliers postérieurs du voile du palais qui se sont raccourcis, indurés et appliqués contre la paroi postérieure du pharynx, rétrécissant ainsi beaucoup la communication des pharynx nasal et buccal. Par places, sur les piliers postérieurs et sur le fond du pharynx, on voit de petites plaques d'un blanc grisâtre, réniformes ou ovalaires, qui ne sont autre chose que des exulcérations superficielles. Le larynx et les fosses nasales ont leur muqueuse épaissie et leur calibre un peu rétréci, mais les lésions y sont bien moins avancées que dans l'arrière-bouche.

Obs. III. — Un troisième cas se présente à la clinique du professeur Schrœtter. Le malade, de vingt-cinq ans, est Hongrois. Les fosses nasales, l'isthme du gosier, le pharynx, mais surtout le larynx, sont intéressés.

Dans celui-ci, l'épiglotte, la région des aryténoïdes, semblent indemnes; mais les bandes ventriculaires sont épaissies et comme soudées en avant. De même pour les cordes vocales qui dessinent un rétrécissement inscrit dans celui que forment les cordes vocales supérieures. Le contour de la glotte est blanchâtre, épais, immobile. L'intégrité de l'épiglotte et des régions aryténoïdiennes était contre l'idée d'une tuberculose laryngée. On dilatait le malade avec les sondes de Schrœtter.

Obs. IV. — Sur un enfant de douze ans (service du Prof. Schrœtter), les lésions se sont presque cantonnées dans le larynx. Les bandes ventriculaires sont médiocrement tuméfiées, mais les cordes vocales sont très épaissies et soudées à leur partie antérieure, d'où un rétrécissement. On peut même constater que le gonflement se poursuit au-dessous des rubans vocaux.

Traitement par la dilatation.

Obs. V et VI. — J'ai encore vu à Vienne deux autres cas de rhinosclérome dont l'intérêt est moindre. Le premier chez un enfant de dix ans ; sa glotte était rétrécie et rigide, mais sans ulcérations. Le deuxième chez un homme dans des conditions identiques.

En tout : six cas personnels.

Ces faits dont nous regrettons de ne pouvoir donner la relation avec plus de détails, vont nous servir pour composer le tableau clinique de l'affection.

III

ÉTIOLOGIE

A. causes générales. — 1° *Répartition géographique.* — La distribution inégale du rhinosclérome dans les diverses nations des deux continents constitue un de ses caractères importants.

On pouvait écrire récemment encore (1) que l'affection n'avait jamais été observée à l'hôpital Saint-Louis. Depuis,

(1) Cornil et Babès. — Les Bactéries. 1890, t. II.

un moulage pris sur un malade de l'hôpital a été déposé dans le beau musée qui s'y trouve. Antérieurement un cas avait été observé à Paris en 1859 par Hébra, un deuxième en 1883 par M. Ernest Besnier. Quelques autres enfin, mais très rares, ont pu être étudiés chez nous par le Prof. Verneuil (sur un jeune Américain, il est vrai), par M. E. Besnier.

Il est à remarquer que la plupart de ces malades n'étaient pas des Français, mais des étrangers venus à Paris.

La patrie du rhinosclérome, pourrait-on dire, est sur les deux rives du Danube, principalement dans les provinces orientales de l'Autriche-Hongrie. Il y est endémique.

On l'observe encore en Russie, en Égypte, quelquefois en Italie, plus rarement en Suisse, en Espagne, en Belgique, en Suède.

Lennox Browne (1) mentionne seulement trois cas en Angleterre et tous les trois d'origine étrangère.

L'affection existe dans l'Amérique du Sud, chez les nègres du Brésil, particulièrement. Un seul cas a été vu dans l'Amérique du Nord par Bulkley. Quelques explications de cette répartition géographique ont été produites, mais elles sont sans valeur.

2° *Age.* — On n'en signale pas avant l'âge de puberté; mais le maximum de fréquence s'établit de quinze à trente ans en moyenne.

3° *Sexe.* — D'après une étude complète de Wolkowitsch (2), au point de vue clinique et bactériologique, sur 85 cas analysés, 48 fois la maladie aurait été observée chez l'homme et 37 fois chez la femme. La proportion est de 8 à 6.

4° *Constitution et condition sociale.* — J'ai été frappé, dans les cas que j'ai pu observer à Vienne, de voir qu'il s'agissait toujours de sujets d'apparence misérable. C'étaient bien les plus mal tenus de la clinique, les plus pauvres, et d'autre part les apparences de santé étaient excellentes, pas

(1) Lennox Browne. — Maladies du larynx, du pharynx et des fosses nasales. Trad. par le Dr Aigre, 1891.

(2) *Arch. f. kl. Chir. von Langenbeck*, 1889.

la moindre cachexie. Les diverses observations publiées concordent à cet égard.

Donc : sujets de la classe pauvre, mais sujets vigoureux.

B. Causes locales. — Très généralement on n'en trouve pas. S'il est fait parfois mention d'un traumatisme, c'est seulement à titre adjuvant. Il n'est intervenu qu'*après* l'apparition des néoplasmes et lui a communiqué, comme il arrive pour les tumeurs malignes, une poussée plus intense.

Il n'y a pas un seul cas de contagion bien établi.

IV

SIÈGE

D'après les 85 cas colligés par Wolkowitsch, dans le mémoire que je viens de signaler, l'ordre de fréquence pour le siège s'établit comme suit (je le présente par importance décroissante et dans la proportion pour cent) :

Fosses nasales	95	0/0
Extérieur du nez	90	»
Pharynx	67	»
Lèvre supérieure	54	»
Larynx	22	»
Voûte palatine et voile du palais	20	»
Bord alvéolaire supérieur	19	»
Trachée	6	»
Sac lacrymal	6	»
Langue	5	»
Lèvre inférieure	2	»
Oreille	1	»

Un simple coup d'œil jeté sur le tableau ci-dessus montre l'extrême fréquence relative du rhinosclérome du nez, du pharynx, du larynx. L'envahissement de la trachée, de la langue, des voies lacrymales, n'est, on le voit, que secondaire.

Potiquet, dans ses annotations du traité de Moldenhauer (1)

(1) Moldenhauer. — Traduction par le Dr Potiquet. Paris, 1888, p. 122.

sur les maladies des fosses nasales, nous dit avoir observé en 1884, chez le Prof. Kaposi, un cas primitif du pavillon de l'oreille, pour lequel il propose justement le terme « otosclérome ».

De par la clinique, tout au moins, l'affection est donc bien du domaine de la spécialité « rhino-laryngologie ».

V

SYMPTOMATOLOGIE

J'ai cru devoir, pour me mettre le plus possible à l'abri des omissions, présenter les caractères divers du rhinosclérome, suivant le plan classique des descriptions nosographiques.

Début. — La maladie se révèle assez souvent, avant toute trace extérieure, par du nasonnement dans la voix, avec catarrhe nasal. La sécrétion est plus ou moins fétide.

Bientôt, sur la cloison du nez le plus souvent, apparaissent des plaques circonscrites d'épaississement, dures, limitées d'abord au derme. On dirait qu'on touche du chondrome dur. Elles sont roses ou grisâtres, luisantes, quelquefois d'un rouge cuivré, dépourvues de poils, indolores, peu sensibles à la pression même forte. Elles rappellent des chéloïdes. L'affection se développe symétriquement des deux côtés du corps. Parties de la cloison du nez, et plus spécialement, d'après Chiari et Riehl, de la muqueuse des choanes, ces plaques gagnent en étendue surtout, se propagent aux muqueuses nasale, pharyngienne, laryngienne, d'une part, d'autre part à la peau de la lèvre supérieure, et s'y arrêtent quelque temps, d'où un type assez caractéristique (Voir fig. 1). Puis l'envahissement se fait en profondeur au squelette cartilagineux et osseux. Les troubles fonctionnels entrent en scène. La maladie est à sa période d'état.

Signes physiques. — *a*) *Nez.* — Il est comme épaté. élargi, en forme de selle. Sa racine peut être gonflée au point que les deux globes oculaires semblent plus distants que de nature. Les narines s'obstruent et peuvent arriver à être punctiformes comme dans un cas de Davies (1). Les ailes durcissent et se rétractent, leur bord inférieur s'excavant, ou au contraire, rigides, ne peuvent plus s'appliquer contre la cloison.

Toutes les pièces cartilagineuses sont épaissies.

A l'intérieur du nez, dans les fosses nasales, la sténose s'affirme de plus en plus et se rétablit après la dilatation par

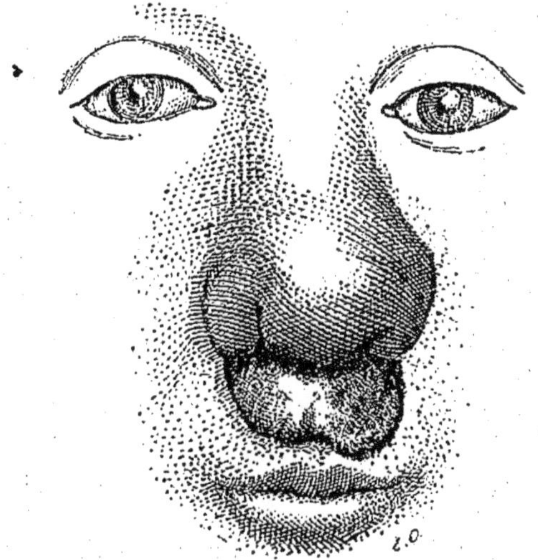

Fig. 1. — Rhinosclérome du nez et de la lèvre supérieure.

les sondes. Rydigier (2), nous dit avoir observé un jeune homme chez lequel la cloison et les cornets avaient été envahis par des végétations ayant pris origine sur la face supérieure du voile.

Parfois, les nodosités se développent *seulement* sur la muqueuse nasale, sans déformation extérieure, et c'est cette occlusion qui, provoquant chez le malade des dyspnées nocturnes, le conduit à consulter le médecin.

b) *Lèvre supérieure.* — Elle est gonflée, roidie par les infiltrats caractéristiques. Longtemps la dégénérescence se cantonne au voisinage du nez (Voir fig. 1).

(1) Sidney Davies. — *The British med. Journal*, 29 mai 1886.

(2) Congrès des chir. allemands, avril 1889.

Les fissures ne sont pas rares dans le sillon naso-labial.

c) *Arrière-bouche.* — Les plaques qui s'y montrent s'exulcèrent plus facilement par l'irritation que déterminen les aliments.

La luette disparaît, caractère important par sa fréquence. Le voile du palais se rétractant et s'indurant de plus en plus, finit par adhérer à la paroi postérieure du pharynx; les fosses nasales sont occluses en arrière (Voir fig. 2).

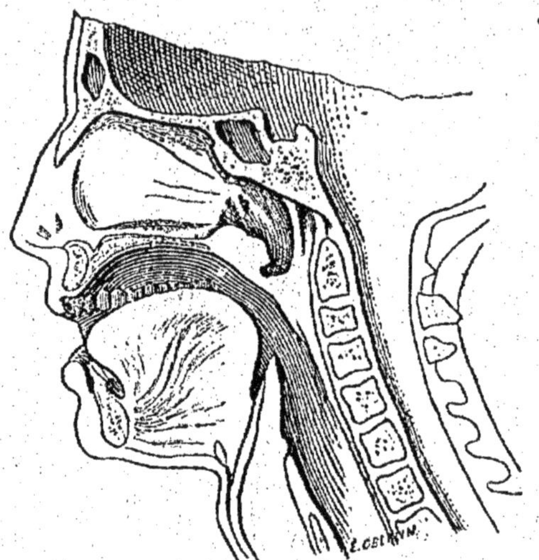

Fig. 2. — Soudure du voile du pharynx.

Les piliers antérieurs durs et épaissis reculent et se déforment (Voir fig. 3). Au toucher pharyngien, l'index a la sensation d'un voile en métal ou en ivoire (Chiari). Si on parvient à faire la rhinoscopie postérieure, on voit souvent des nodosités très accentuées sur la face supérieure du voile.

La propagation aux trompes d'Eustache s'est accusée par des douleurs lancinantes et la dureté de l'ouïe.

Les dents tombent si l'affection envahit la gencive, comme dans mon observation 1.

d) *Larynx.* — L'ensemble de la muqueuse est grisâtre, sans ulcération. Des bourrelets se dessinent sur les bandes ventriculaires et les cordes qui se touchent ou se soudent à leur partie antérieure : d'où la sténose. Tels étaient les cas que j'ai vus.

2° Signes fonctionnels. — La douleur s'accentue quand le pharynx est envahi. Elle tient surtout aux diverses irritations que détermine la déglutition (odynophagie). Les boissons alcooliques ou acides causent alors une sensation de brûlure.

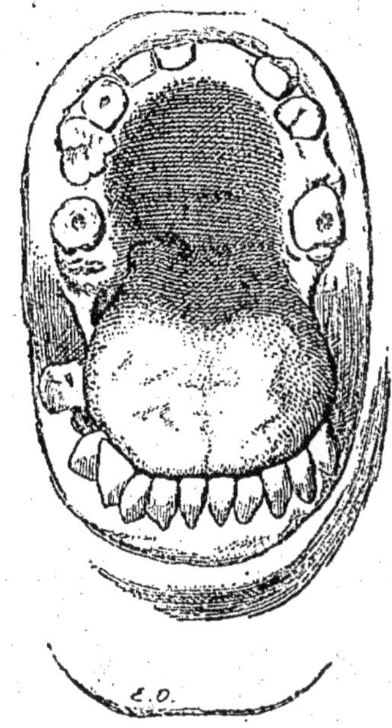

Fig. 3. — Arrière-bouche dans le rhinosclérome.

Le *suintement nasal* et les *épistaxis* trouvent leur explication dans ce fait, mis en lumière par l'histologie, que les dépôts néoplasiques finissent par s'accumuler autour des vaisseaux superficiels, d'où une gêne de la circulation en retour. On trouve même des dépôts sanguins successifs dans les coupes histologiques de la muqueuse nasale.

La *voix* devient rauque ou étouffée; les malades exhalent parfois une odeur fétide par le nez et la bouche, quand il existe des ulcérations.

Les accès de suffocation sont exceptionnels.

Je n'ai jamais constaté dans mes observations l'engorgement des *ganglions lymphatiques*. Un seul fait de Sydney Davies (1), observé au Caire sur une Égyptienne de trente ans, se serait accompagné de ganglions rétro-cervicaux. Encore cette femme était-elle suspecte de tuberculose ou syphilis (quatre enfants morts sur six). *Ulcération* (?) antérieure au poignet gauche. Davies lui-même eut cette impression, car il débuta par un traitement antisyphilitique interne de trois semaines, sans résultat d'ailleurs. Si on en conclut que la syphilis était hors de cause, reste du moins la tuberculose possible.

VI

MARCHE. DURÉE. TERMINAISONS

La *marche* est très lente. C'est une affection chronique, mais progressive.

Les nodosités en plateau, circonscrites au début, finissent par diffuser et se fusionner.

Dans la période tardive, une fois les couches épidermiques superficielles envahies, la consistance éburnée devient molle, pâteuse. En même temps un liquide visqueux sourd de la masse et se dépose sur la tumeur en croûtes jaunâtres.

Pour le rhinosclérome comme pour l'épithélioma, on remarque que la marche est bien plus rapide sur les muqueuses que sur la peau.

Kaposi a trouvé l'antre d'Highmore envahi.

Durée. — On en voit qui durent depuis vingt ans et plus. Kœhler (2) rapporte l'observation d'une femme de cinquante-trois ans, chez laquelle les infiltrats très irréguliers du nez croissaient depuis vingt-sept ans, sans douleurs. L'intervention opératoire était inutile.

Terminaison. — Sinon la mort, du moins la trachéotomie est au bout, avec la canule à perpétuité. Je ferai

(1) *The British med. Journ.*, 29 mai 1886, p. 1020.
(2) *Monats. für Ohrenheilk.*, 1888, n° 7.

remarquer que l'envahissement va rarement à la trachée, avec cette réserve pourtant que sa constatation au-dessous de la glotte est malaisée, en dehors des autopsies.

On n'a produit aucun cas de généralisation.

Lutz (1) nous dit avoir constaté la rétrocession complète sans récidive, d'un cas de rhinosclérome chez un Italien, à la suite de *fièvres prolongées* (?). Il put même le voir à nouveau longtemps après ; mais il nous avoue n'avoir pas observé lui-même le rhinosclérome disparu. L'affection n'était établie que par des commémoratifs et par un rapport du médecin qui avait soigné le malade avant sa guérison. Il est impossible de tabler sur une telle observation. D'après O. Chiari et C. Riehl (2), en certains points des muqueuses quelques nodosités arrivent à s'aplatir et à se transformer en cicatrices brillantes. Alors l'épithélium épaissi constitue une couche très blanche. C'est par ce *processus* que disparaîtrait la luette remplacée par une ligne cicatricielle médiane.

Complications. — A ce titre je signalerai un cas de pneumonie interstitielle lente observée par Mibelli (3) dans un cas de rhinosclérome. La coïncidence est digne de remarque étant donnée la similitude des deux microbes de la pneumonie et du rhinosclérome, ainsi qu'on le verra plus loin.

VII

ANATOMIE PATHOLOGIQUE

A ne parler d'abord que des lésions constatables à l'œil nu sur la table d'autopsie, il faut dire que les divergences sont grandes, d'abord parce qu'il est rare qu'on ait pu faire la nécropsie du rhinosclérome dans ses phases initiales, ensuite parce que des altérations secondaires et banales viennent masquer rapidement la lésion du début.

On est surpris de constater que, malgré la dureté ligneuse

(1) *Monatshefte f. prakt. Dermatologie*, t. XI, 1890, p. 49.
(2) Rhinosclérome des muqueuses (*Zeitschrift für Heilkunde*, 1885).
(3) Mibelli. *Giorn. ital. del. Mal. ven. e della pelle*, 1888.

de la masse, le couteau y pénètre facilement, surtout dans les cas anciens, lorsque déjà la couche cornée de l'épiderme a été envahie.

Et cependant l'évolution naturelle des infiltrats amène un travail de sclérose qui donne à la néoformation l'apparence cicatricielle et nous explique la dureté caractéristique de ce tissu particulier. Les tranches faites au couteau montrent principalement le tissu sous-muqueux des fosses nasales transformé en un feutrage conjonctif.

Histologie. — Si on procède ensuite aux coupes histologiques, on constate :

1° Que les revêtements épithéliaux cutanés et muqueux sont presque normaux, mais abondamment pourvus de cellules. L'épiderme offre l'éléidine dans ses conditions naturelles (Cornil). Sur la muqueuse nasale, les cellules épithéliales sont très tassées au point d'entremêler leurs cils vibratiles.

Le plus souvent, l'épiderme est seulement refoulé, car on ne trouve pas d'éléments embryonnaires dans le corps muqueux de Malpighi.

2° Dans le derme, point de départ de l'affection, sont les altérations les plus caractéristiques.

Les papilles sont hypertrophiées, très vasculaires, remplies de cellules migratrices.

Toutes les glandes sudoripares, sébacées, mucipares, sont étouffées dans la sclérose ambiante et finissent par disparaître après avoir eu longtemps leur produit de sécrétion emprisonné dans leur cavité.

Quelques glandes pilo-sébacées altérées et déformées ont pu faire croire à des globes épidermiques et faire penser à de l'épithélioma, mais le poil inclus rétablissait le diagnostic.

3° Quant aux vaisseaux (artérioles, veinules lymphatiques), ils ont leurs parois infiltrées et entourées d'une masse de petites cellules rondes qui, sur les coupes transversales, leur font une couronne.

Cette altération primordiale — plus importante sur les veinules et dans les couches profondes du derme —

commence, d'après les coupes de Pellizzari (1), dans la tunique adventice, puis envahit la tunique moyenne qui, tuméfiée, refoule vers la lumière du vaisseau la tunique interne. Celle-ci résiste davantage, et ce serait seulement dans les points où les vaisseaux plus gros auraient pu conserver une partie de leur lumière, que la transformation conjonctive s'installerait.

Le volume de ces cellules du tissu embryonnaire varie de celui d'une hématie à celui d'un globule blanc.

4° Les vaisseaux nerveux longtemps intacts (d'où l'absence de douleurs) finissent par présenter la même altération.

5° De même pour les muscles, les cartilages, voire même les os.

6° Enfin, entre ces divers organes, vaisseaux, nerfs, etc., on voit parmi les faisceaux conjonctifs épaissis et les petites cellules rondes, de « *grandes cellules sphéroïdales* de 20 μ environ, à un ou plusieurs noyaux » (Cornil).

C'est là l'élément caractéristique du rhinosclérome et c'est dans son protoplasme qu'on trouve principalement la bactérie spéciale ou bacille de Frisch.

Tel que, le tissu rhinoscléromateux est rangé par les auteurs allemands, à côté de la lèpre, du lupus, dans le groupe des tumeurs dites *de granulation* par Virchow.

VIII

BACTÉRIOLOGIE

C'est dans les grandes cellules surtout, mais aussi autour d'elles, et dans les vaisseaux lymphatiques superficiels du derme, qu'on trouve la bactérie du rhinosclérome que Frisch a pu obtenir le premier à l'état de culture pure et qu'on désigne sous le nom de *bacille de Frisch*.

D'après Cornil et Babès, pour les bien voir il faut colorer les coupes de violet de méthyle B, puis décolorer après un séjour dans l'eau iodée. Ce sont des bâtonnets courts ayant

(1) Il Rinoscleroma. Florence, 1883.

en moyenne 2 μ de longueur sur 1/2 μ de largeur, terminés par une extrémité arrondie; ils sont quelquefois étranglés en leur milieu (Voir fig. 4).

On en trouve une vingtaine à peu près dans une grande cellule (voir fig. 5). Dans les vaisseaux lymphatiques ils s'accolent contre la tunique interne desquammée.

Cornil et Alvarez, après avoir soumis les coupes à une imprégnation de quarante-huit heures dans une solution à 20 pour 100 de violet 6 B, et à une décoloration dans l'alcool absolu, ont pu découvrir, grâce à un fort grossissement, « une capsule anhiste ovoïde au centre de laquelle est le bâtonnet » (Voir fig. 4).

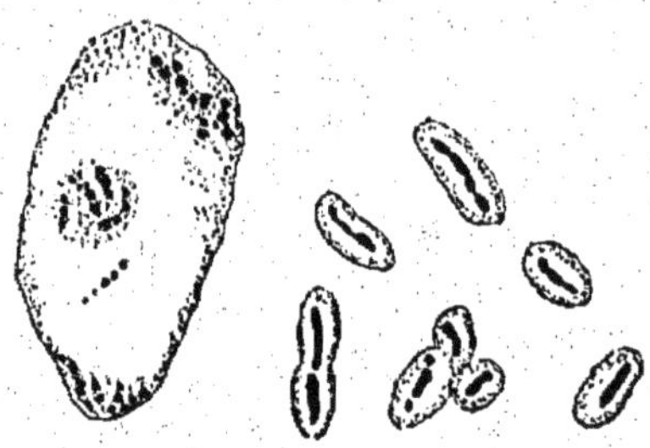

Fig. 4. Fig. 5.
Bactéries du rhinosclérome ou bacilles de Frisch.

La *capsule* de la bactérie se voit bien aussi sur les coupes traitées à l'acide osmique.

Finch Noyes (1), étudiant plus particulièrement les grandes cellules, arrive après Mibelli à en distinguer deux espèces :

1° Les cellules œdématiées ou vacuolisées, « watery-cells ».

2° Les cellules colloïdes, « colloïd-cells » (Fig. 6).

Celles-ci ne seraient que la transformation des premières. Il l'a démontré au moyen de procédés techniques, qu'il serait trop long d'exposer ici. Dans les watery-cells les bacilles sont incontestés, mais on les trouve aussi dans les

(1) *The Brit. Journ. of Derm.*, avril 1890, p. 106.

colloïd-cells. Finch Noyes les a vus au moyen de l'immersion dans l'huile d'aniline et il conclut, avec Mibelli, que cette transformation colloïde ou hyaline est due au remplacement du protophasma cellulaire par la *glaire* des bacilles. C'est, dit Cornil, un effet de la nutrition des bacilles. En effet, la substance colloïde se trouve parfois accumulée au centre de la cellule et les bâtonnets encapsulés sont tout autour de ce dépôt central. Le Prof. Pawlowsky arrive aux mêmes conclusions (1).

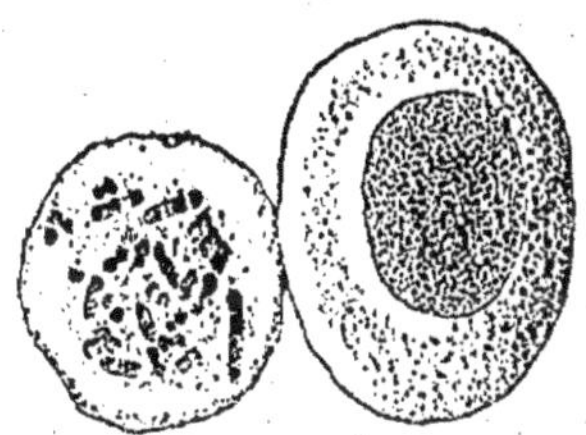

Fig. 6. — Les grandes cellules du rhinosclérome.

Culture et inoculations. — Sur la gélatine, la bactérie se cultive *en clou* si on a procédé par ponction profonde, et *en traînée* si on a fait une série de piqûres superficielles (fig. 7).

Parloff et Stepanow (2) ont obtenu l'inoculation aux animaux du bacille de Frisch. Renonçant à inoculer la muqueuse nasale ou la peau des lèvres parce que les tentatives avaient échoué jusqu'alors, ils ont ensemencé la chambre antérieure de l'œil du cobaye tantôt avec des fragments du néoplasme, tantôt avec des cultures pures. Deux mois après, les animaux étant sacrifiés, les expérimentateurs purent constater derrière la cornée une petite masse jaunâtre rappelant une cataracte. Ensemençant à nouveau des fragments de cette masse, ils obtinrent des cultures pures du microbe de Frisch.

Ce n'est pas seulement au nez au pharynx et au larynx que la rhinosclérome peut se développer, car, après une

(1) *Centralblatt f. allg. Path. u. Pathol. Anat.*, 1er septembre 1890.

(2) *Mediscinskoie Obozrenie*, n° 20; in *Bulletin médical*, 16 décembre 1888.

auto-inoculation, Parloff l'a observé sur un bras sous forme d'une plaque dure, circonscrite et d'un rouge luisant. Un ensemencement avec des fragments de cette petite tumeur a reproduit la bactérie de Frisch.

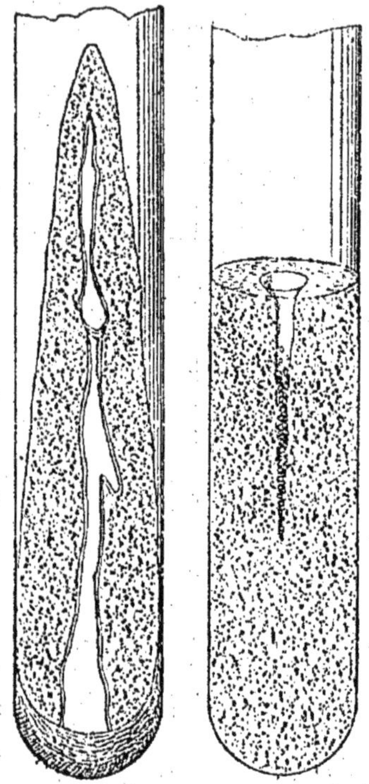

Fig. 7. — Culture en *traînée* et en *clou* du bacille de Frisch.

Analogie du bacille de Frisch avec celui de Friedlander. — C'est encore une particularité curieuse que l'analogie de ces deux bactéries du rhinosclérome et de la pneumonie fibrineuse.

Pellizzari les a étudiées comparativement. D'après lui, le bacille de Friedlander se présente plus souvent que l'autre en séries et en filaments. Sa culture serait plus luxuriante. Au contraire, Netter déclarait récemment, à la Société de Dermatologie, que pour lui les deux bacilles étaient identiques. Sans doute, la présence d'une bactérie spéciale est importante pour l'étiologie du rhinosclérome ; mais on se prend à douter quand on la retrouve dans la pneumonie fibrineuse, maladie si peu semblable à la première.

A remarquer aussi que le bacille de Frisch se trouve parfois dans le mucus nasal, dans la salive. De même s'y trouve le bacille de Friedlander, comme l'ont démontré les recherches de Netter (1) et de Thost (2). Pellizzari l'a trouvé également dans l'ozène et la blennorrhée de Stœrk, mais en petit nombre.

En somme, l'analogie des deux bacilles est certaine, mais non leur identité.

AUTRES BACTÉRIES. — On trouve encore des microbes d'autre sorte dans le tissu du rhinosclérome. Jacquet (3) a découvert, à côté de la bactérie de Frisch, des streptocoques pyogènes.

Comme déjà la salive et le mucus nasal contiennent des bacilles de Frisch ou ses analogues, Jacquet se demande si cette invasion microbienne ne serait pas un fait secondaire.

Cornil et Babès font les mêmes réserves quand ils doutent que le microbe de Frisch soit la cause de la tumeur et quand ils inclinent à le considérer comme une bactérie banale qui, dans certaines conditions de climat et de lieu, produirait cette néoplasie spéciale.

Concluons donc qu'en l'état actuel de nos connaissances, la spécificité du microbe de Frisch n'est acquise ni en lui-même ni dans ses effets.

IX

DIAGNOSTIC

Il se base sur le siège de l'affection, sur la coloration d'un gris rose luisant, sur l'absence de douleurs, la lenteur de la marche, la résistance au traitement et les examens microscopiques et bactériologiques.

(1) Du microbe de Friedlænder dans la salive (Soc. de Biologie, 1887).

(2) Pneumonie Kokhen in der Nase (*Deutsche medicinische Wochenschrift*, 1886).

(3) *Bulletin de la Soc. de Dermatologie et Syphiligraphie*, juillet 1891.

On distingue aisément le rhinosclérome d'un épithélioma ou d'un sarcome.

La différenciation avec des ulcérations syphilitiques est moins facile. Celles-ci cependant ne sont pas superficielles comme celles du rhinosclérome. Elles s'accompagnent d'engorgements ganglionnaires et guérissent vite grâce au traitement. En cas de doute, il sera sage de ne pas s'attarder dans le traitement antisyphilitique, car il aggrave le mal s'il y a erreur de diagnostic. Bojew (1) relate l'observation d'un rhinosclérome pris pour de la syphilis et très endommagé par le traitement spécifique. Des ulcérations et l'odynophagie en furent la conséquence.

La ressemblance avec le *lupus* est encore moins marquée. Les nodosités de celui-ci sont plus petites, plus rouges, moins dures.

Enfin les infiltrats scléromateux du larynx se distinguent par leur teinte grise et leur résistance à l'ulcération.

X

PRONOSTIC

Il est grave, puisque d'une part les cas de guérison sont des plus rares et discutables, et que, de l'autre, la grande majorité des malades restent en proie aux divers dangers de la sténose nasale ou laryngienne.

La récidive se montre très souvent après les diverses interventions thérapeutiques.

XI

TRAITEMENT

Si nombreux sont les moyens mis à contribution contre cette affection, qu'il importe de les classer méthodiquement, en mettant en regard les résultats qu'ils ont procurés.

Distinguons un traitement curatif (médical ou chirurgical), et un traitement palliatif.

(1) *Monatsschrift f. Ohrenheilkunde*; in *Annales des Maladies de l'oreille et du larynx*, mars 1890.

I. Traitement curatif. — *a*) *Médical.* — Quelques auteurs ont conservé leur confiance au traitement antisyphilitique : tel Pellizzari, tels Cornil et Alvarez qui reconnaissent avoir obtenu une diminution des lésions par l'usage prolongé de l'iodure de potassium à hautes doses; mais que de fois il a été inutile, sinon nuisible !

Divers caustiques ont été tour à tour prônés : acide lactique, acide pyrogallique, nitrate d'argent, potasse caustique, chlorure de zinc. Dans un cas trop étendu pour songer à l'extirpation, M. Besnier a obtenu un résultat très encourageant en bourrant le néoplasme de flèches au chlorure de zinc et en plaçant deux grosses sondes dans chaque narine. Le mal a paru s'arrêter dans sa marche.

C'est encore avec quelque succès qu'on a eu recours au *traitement antiparasitaire.* Il a été inauguré en 1882 par Lang. Tous les deux jours il pratiquait dans le rhinosclérome des injections interstitielles d'acide salicylique à 1/2 pour 100, ultérieurement de salicylate de soude à 2 pour 100. En même temps il recourait aux douches nasales avec la solution de salicylate de soude, aux onctions avec la pommade salicylée, aux gargarismes salicylés, à l'administration quotidienne de deux grammes d'acide salicylique. Puis il a utilisé les injections parenchymateuses d'acide phénique à 1 pour 100. Dans un cas l'amélioration a été notable.

Quelques bons effets aussi par les injections interstitielles de liqueur de Fowler, d'iodoforme, d'acide perosmique, de sublimé à 1 pour 100. Ce mode de traitement est à étudier de plus près.

b) *Chirurgical.* — On a employé : 1° *La galvanocaustie.* Kœhler aurait, par ce moyen, guéri sans rédicive une malade de trente ans, atteinte depuis deux ans seulement.

2° *Le raclage ou curettage* suivis de cautérisations diverses, surtout à l'acide lactique.

3° *L'extirpation complète avec ou sans autoplastie,* avec ou sans cautérisation des surfaces cruentées.

Mais, le plus souvent, la rédicive est au bout de ces

guérisons temporaires. Si les moyens curatifs ont échoué, restent les moyens palliatifs dont les bénéfices sont moins hypothétiques.

II. Traitement palliatif. — Il consiste dans la dilatation du nez et du larynx pour conserver le fonctionnement de ces deux organes.

On dilate les fosses nasales avec la laminaria (Kaposi). On va même jusqu'à curetter l'intérieur des fosses nasales, jusqu'à le cautériser au thermocautère, pour y placer des tubes métalliques ou en caoutchouc.

Le cathétérisme laryngien assure suffisamment la béance de la glotte. On le pratique avec le jeu des tubes de Schrœtter. Le malade, comme ceux que j'ai vus à Vienne, arrive à se sonder lui-même et, sous ces pressions renouvelées, les bourrelets durs finissent par s'effacer un peu.

La trachéotomie doit être mentionnée dans les ressources palliatives.

D'après mes observations personnelles et mes lectures, je résumerais volontiers, comme suit, la conduite à tenir :

Si le rhinosclérome est encore opérable, l'extirper et faire de l autoplastie, non sans avoir essayé des injections interstitielles.

Si le rhinosclérome n'est plus opérable, dilater mécaniquement le nez et le larynx.

XII

CONCLUSIONS

Le rhinosclérome est une affection probablement parasitaire (bacille de Frisch) qu'on observe principalement en Autriche et en Hongrie, qui envahit le nez, le pharynx, le larynx, sous forme de plaques circonscrites dures, d'un rose gris, luisantes, indolores, s'ulcérant rarement, et aboutit au rétrécissement rebelle de ces diverses cavités, tandis que l'état général reste bon.

La marche en est très lente et fatalement progressive.

Le meilleur traitement consiste dans l'extirpation, si le mal est limité, et dans la dilatation simple, dès qu'il ne l'est plus.

XIII

Index bibliographique.

Kaposi. — Leçons sur les maladies de la peau; traduction française; tome II, page 231.

Hebra. — *Wiener medicin. Wochensch.*, n° 1, 1870.

Geber. — *Arch. f. Dermatolog. und Syph.*, 1872.

Mikulicz (J.). — *Langenbeck's Archiv f. Chir.*, Bd XX, 1876.

Casabianca. — Des affections de la cloison des fosses nasales, p. 49. Paris, 1876.

— Ueber das Rhinosclerom (*Langenbeck's Arch.*, Bd XX, 1876).

Frisch (A.). — *Wiener medicin. Wochensch.*, 12 août 1882.

— Ætiologie des Rhinoscleroms (*Wiener medicinisch Wochenschrift*, 12 août 1882).

Chiari. — Stenose des Kehlkopf und der Luftröhre bei Rhinosclerom (*Medic. Jahrbucher der K. K. Gesellschaft der Ærtze*, 1882. Heft 2. Wien).

Pellizari (Celso), Docent de Dermo-syphiligraphie à l'Institut des Hautes Études de Florence. — Le Rhinosclérome. 1883.

— Il Rinoscleroma. Firenza, 1883.

— Il Rinoscleroma (avec cinq planches lithog.). Florence, 1883, in-8°.

Cornil. — Société anatomique, 1883, p. 319.

Guevara. — Sur le lupus scrofuleux des fosses nasales (Thèse San Salvador 1883).

Cornil. — Société anatomique, séance du 13 février 1885, et communication faite par Cornil et Alvarez à l'Académie de Médecine, 2 avril 1885. (Voir aussi le Mémoire de Cornil et Alvarez dans les *Archives de Physiologie*, 3e série, t. VI, p. 11, 1885, et le Mémoire d'Alvarez, même recueil, 1886).

Chiari et Riehl. — *Zeitschrift f. Heilkunde*, 1885.

Sidney Davies. — Un cas de rhinosclérome (*The British med. Journal*, pages 10-20, 29 mai 1886).

Stoukovenkoff. — Trois cas de rhinosclérome (*Rev. méd. de Moscou*, t. XXVIII, n° 20, 1887).

Dreschfeld. — Bacilles du rhinosclérome (Manchester Path. Soc.; *Journal of Laryng.*, by Mackenzie, n° 1, p. 31, 1887).

Doutrelepont. — Traité du rhinosclérome (*Deutsch. med. Wochensch.*, 3 février 1887).

Kœhler (Posen). — *Monats. f. Ohrenheilk.*, 1888, n° 7.

Parloff et Stepanow. — *Medicinskoie Obozrenie*, n° 20, 1888.

Mibelli. — Un cas de rhinosclérome (*Giornale delle Malattie venere*, an. XXIII, n° 1, 1888).

Mikiforow. — Du rhinosclérome (*Arch. f. exper. Path. und Pharm.*, 1888).

Mibelli. — *Giorn. ital. del. Mal. ven. e della pelle*, 1888.

Melle (Giovanni). — I bacilli del rinoscleroma, 1888.

Wolkowitsch. — Du rhinosclérome (*Langenbeck's Arch.*, Bd XXX, H. 23; in *Journ. of Laryng.*, n° 7, 1889).

Rydigier. — Congrès des chir. allemands, avril 1889 (*Revue de Chirurg.*, octobre 1889).

Bojew (A.). — Un cas de rhinosclérome (*Monatsschrift f. Ohrenheilkunde*).

Laquer. — Beitrage zum *Centralblatt f. klin. Medicin*, n° 28, 1889.

Wolkowitsch. — *Arch. f. kl. Chir. von Langenbeck*, tome XXXVIII, n° 2, 1889.

Finch Noyes. — Rhinoscleroma (*The Brit. Journ. of Derm.*, p. 106, avril 1890).

Lutz (A.). — *Monatshefte f. prakt. Dermatologie*, t. XI, page 49, 1890.

Cornil et **Babès.** — Les Bactéries, tome II, 1890.

Besnier (Ernest). — *Bulletin de la Société française de Dermatologie et Syphiligraphie*, juillet 1891.

Jacquet. — Recherches histol. et bactériol., p. 327, 1891.

Palsauf. — *Wiener klinische Wochens.*, nos 52 et 53, 1891 ; 1892, 1 et 2.

Bordeaux. — Imprimerie Nouvelle A. BELLIER et Cie, rue Cabirol, 16.

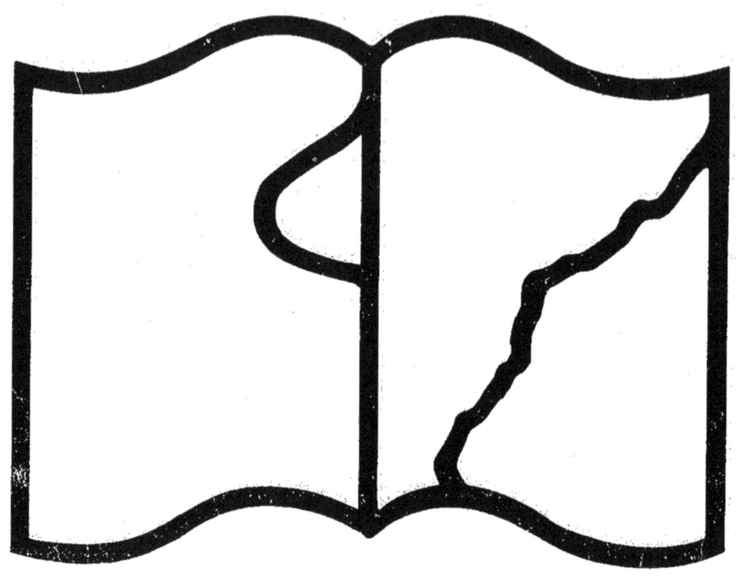

Texte détérioré — reliure défectueuse

NF Z 43-120-11

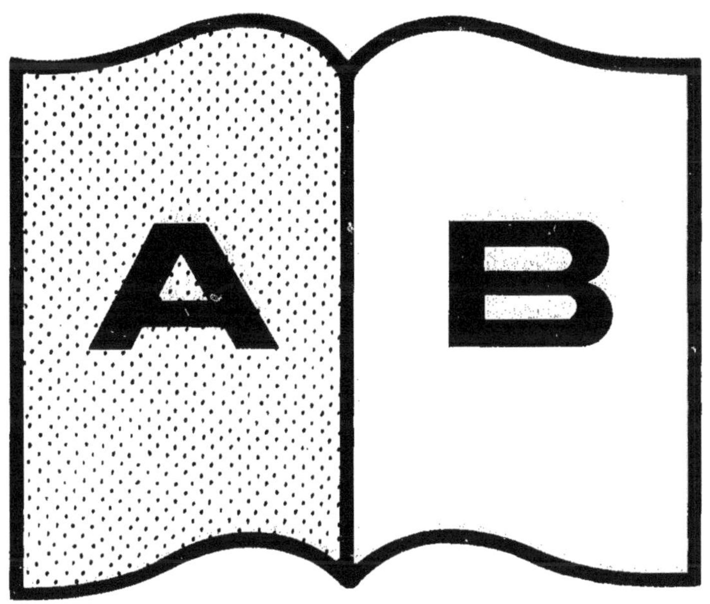

Contraste insuffisant

NF Z 43-120-14

www.ingramcontent.com/pod-product-compliance
Ingram Content Group UK Ltd.
Pitfield, Milton Keynes, MK11 3LW, UK
UKHW021200230726
13926UKWH00001B/221

9 782016 171431